DORMIR BEM:

O PODER DOS MEDICAMENTOS PARA DORMIR

O QUE VOCÊ APRENDERÁ NESTE E-BOOK

Promessas Reais do E-book:

- Compartilharemos estratégias e uma ampla gama de remédios prescritos, seus efeitos e uso na prática.

- Você descobrirá estratégias comprovadas para melhorar a qualidade do seu sono, permitindo que você acorde revigorado e pronto para enfrentar o dia.

- Ao longo deste e-book, você terá acesso a técnicas de relaxamento e meditação que o ajudarão a acalmar a mente antes de dormir, reduzindo o estresse e a ansiedade que podem afetar seu sono.

- Discutiremos a influência da nutrição e da atividade física no sono e forneceremos orientações sobre como fazer escolhas saudáveis nesses aspectos de sua vida.

- Para aqueles que desejam explorar abordagens naturais e alternativas, este e-book apresentará uma variedade de remédios naturais e suplementos que podem promover um sono de melhor qualidade.

Expectativas Realistas:

É importante ter expectativas realistas sobre o que este e-book pode oferecer. Enquanto as técnicas e informações aqui apresentadas são baseadas em evidências científicas e têm o potencial de melhorar significativamente a qualidade do seu sono, é importante entender que cada pessoa é única. O que funciona para uma pessoa pode não funcionar da mesma maneira para outra.

Portanto, durante sua jornada de aprimoramento do sono, é fundamental ser paciente consigo mesmo e estar disposto a experimentar diferentes abordagens para encontrar as que melhor se adequam às suas necessidades. Este e-book servirá como um guia valioso nesse processo.

Agora que definimos as promessas e expectativas, estamos prontos para mergulhar nas estratégias e técnicas que o ajudarão a conquistar um sono de qualidade. Continuaremos nos próximos capítulos explorando cada aspecto em detalhes. A jornada rumo a noites de sono mais repousantes começa agora.

CAPÍTULO 1: A IMPORTÂNCIA DO SONO DE QUALIDADE

Você já se perguntou por que dormir é tão crucial para nossa saúde e bem-estar? Neste capítulo, vamos explorar a relevância do sono e como ele afeta todos os aspectos de nossa vida diária.

Por que o Sono é Essencial?

O sono é muito mais do que apenas um período de descanso. É um processo fundamental que desempenha um papel crucial em nosso bem-estar físico e mental. Vamos explorar mais profundamente por que o sono é essencial para uma vida saudável:

Funcionamento Adequado do Corpo: Durante o sono profundo, o corpo passa por uma série de processos de reparação. As células e os tecidos são regenerados, os músculos se recuperam e o sistema imunológico é fortalecido. Isso não apenas mantém a saúde geral, mas também ajuda na recuperação mais rápida de doenças e lesões.

Desempenho Físico: Uma boa noite de sono é crucial para o desempenho físico. Quando dormimos bem, acordamos revigorados, com mais energia, resistência e força. Isso é fundamental para atividades diárias, desde tarefas domésticas até esportes e exercícios.

Desempenho Mental: O sono desempenha um papel vital em nossa capacidade cognitiva. Durante o sono, o cérebro processa informações, consolida memórias e remove toxinas que se acumulam ao longo do dia. A falta de sono pode prejudicar a clareza mental, afetar a tomada de decisões e diminuir a concentração.

Crescimento e Desenvolvimento: Para crianças e adolescentes, o sono é essencial, pois é durante esse período que ocorre o crescimento e o desenvolvimento. O hormônio do crescimento é liberado principalmente durante o sono profundo, contribuindo para o desenvolvimento físico.

Equilíbrio Hormonal: O sono desempenha um papel crítico na regulação hormonal. A leptina e a grelina, hormônios que controlam o apetite e o peso, são afetados pela quantidade e qualidade do sono. A falta de sono pode levar a desequilíbrios hormonais que contribuem para problemas de peso e distúrbios alimentares.

Saúde Cardiovascular: Estudos mostraram que a qualidade do sono está diretamente relacionada à saúde cardiovascular. A privação crônica de sono pode aumentar o risco de hipertensão arterial, doenças cardíacas e derrame.

Saúde Mental: O sono também desempenha um papel fundamental na saúde mental. A privação de sono pode contribuir para o desenvolvimento de transtornos como a depressão e a ansiedade.

Compreender a importância do sono é essencial para reconhecer que ele não é um luxo, mas uma necessidade básica para manter a saúde e o bem-estar em todas as áreas de nossas vidas. O próximo passo é explorar os impactos do sono inadequado.

Uma noite mal dormida pode ter consequências significativas em nossa vida diária. Além de nos deixar sonolentos e cansados, a falta de sono pode prejudicar nossa saúde de várias maneiras. Vamos investigar os impactos negativos de não dormir o suficiente, desde o comprometimento do nosso sistema imunológico até o aumento do risco de problemas de saúde mental. Para tornar esses impactos mais tangíveis, compartilharemos histórias reais de pessoas que experimentaram os efeitos de um sono ruim em suas vidas.

Agora que compreendemos por que o sono é essencial, vamos explorar mais a fundo os impactos negativos que o sono inadequado pode ter em nossa vida cotidiana. Esses impactos podem ser notáveis e abrangentes, afetando vários aspectos de nossa existência:

Desempenho Cognitivo e Concentração: Imagine acordar após uma noite de insônia. Sua mente fica turva, e a concentração se torna uma tarefa desafiadora. Tarefas que normalmente seriam simples tornam-se complicadas. Isso afeta diretamente seu desempenho no trabalho, nos estudos e em atividades diárias.

Saúde Mental: O sono e a saúde mental estão intrinsecamente ligados. A insônia pode contribuir para o desenvolvimento de problemas de saúde mental, como ansiedade e depressão, e também agravar condições já existentes. Uma noite mal dormida muitas vezes leva a um aumento do estresse e da irritabilidade.

Tomada de Decisões: Tomar decisões informadas e ponderadas é essencial em muitas situações da vida. No entanto, quando você não dorme o suficiente, seu julgamento pode ficar prejudicado, tornando as escolhas mais difíceis e menos confiáveis. Isso pode ter implicações significativas em diversas áreas, desde finanças até relacionamentos.

Relações Pessoais: As relações pessoais também podem ser afetadas pela falta de sono. A irritabilidade e o mau humor frequentemente associados à privação de sono podem criar tensões em relacionamentos familiares, amizades e relacionamentos amorosos. O sono inadequado pode tornar você menos paciente e mais propenso a conflitos.

Impacto Físico: Além do impacto mental, a privação de sono pode ter consequências físicas significativas. Isso inclui uma maior suscetibilidade a doenças, uma vez que o sistema imunológico é enfraquecido, e um aumento do risco de problemas de saúde, como diabetes e obesidade. O sono inadequado também pode afetar negativamente a pressão arterial e a função cardiovascular.

Segurança: A sonolência resultante do sono inadequado é um fator importante em acidentes de trânsito e no local de trabalho. Pode prejudicar sua capacidade de reação e atenção, tornando-o mais propenso a acidentes. Milhares de acidentes ocorrem a cada ano devido à sonolência excessiva.

Qualidade de Vida Geral: Por fim, a sensação de estar constantemente cansado ou exausto devido à falta de sono pode diminuir seu entusiasmo e motivação para aproveitar a vida ao máximo. Afeta sua energia e disposição para participar de atividades que normalmente lhe trariam prazer.

É evidente que o sono desempenha um papel crucial em nossa qualidade de vida geral. À medida que exploramos as soluções neste e-book, você descobrirá como melhorar sua qualidade de sono pode ter um impacto positivo em todos esses aspectos, permitindo que você alcance seu potencial máximo e desfrute de uma vida mais saudável e feliz.

CAPÍTULO 2: MEDICAMENTOS PRESCRITOS, NATURAIS, SUPLEMENTOS

Medicamentos para Dormir:

A busca por uma noite tranquila de sono muitas vezes leva as pessoas a considerarem medicamentos prescritos. Nesta seção, exploraremos os cinco medicamentos mais comuns para tratar a insônia, fornecendo informações valiosas para ajudá-lo a tomar decisões informadas. Lembre-se, é fundamental conversar com um profissional de saúde antes de iniciar qualquer tratamento com medicamentos.

Medicamentos Prescritos:

1. Zolpidem (Nome Comercial: Stilnox, Zolpium)
- **Efeitos:** O Zolpidem é um sedativo hipnótico que age rapidamente para induzir o sono. Ele ajuda a diminuir o tempo que você leva para pegar no sono.

- **Efeitos Colaterais:** Alguns dos efeitos colaterais comuns incluem tontura, sonolência residual e dificuldade de coordenação.

- **Para quem é recomendado:** Geralmente é indicado para pessoas que têm dificuldade em adormecer.

- **Preço Médio no Brasil:** O preço médio varia entre R$ 15 e R$ 40, dependendo da dosagem e da marca.

2. Zopiclona (Nome Comercial: Imovane, Zopitan)

- **Efeitos:** A Zopiclona também é um hipnótico que atua no sistema nervoso central para melhorar a qualidade do sono.

- **Efeitos Colaterais:** Pode causar gosto metálico na boca, secura na boca e dificuldade de concentração.

- **Para quem é recomendado:** É comumente prescrito para pessoas que têm dificuldade em adormecer ou acordam frequentemente durante a noite.

- **Preço Médio no Brasil:** O preço médio varia entre R$ 15 e R$ 50.

3. Zaleplon (Nome Comercial: Sonata)

- **Efeitos:** O Zaleplon é um sedativo que ajuda a iniciar o sono. Sua ação é de curta duração, o que pode ser benéfico para quem acorda durante a noite.

- **Efeitos Colaterais:** Pode causar dor de cabeça, tontura e dor abdominal.

- **Para quem é recomendado:** Indicado para pessoas que têm dificuldade em adormecer.

- **Preço Médio no Brasil:** O preço médio varia entre R$ 30 e R$ 70.

4. Diazepam (Nome Comercial: Valium)

- **Efeitos:** O Diazepam é um medicamento da classe das benzodiazepinas que atua como sedativo, além de possuir propriedades relaxantes musculares e ansiolíticas.

- **Efeitos Colaterais:** Pode causar sonolência, tontura e dificuldade de concentração.

- Para quem é recomendado: Normalmente prescrito para insônia associada à ansiedade ou distúrbios musculares.

- Preço Médio no Brasil: O preço médio varia entre R$ 10 e R$ 30.

5. Zaleplon (Nome Comercial: Zaleplon)
- Efeitos: Semelhante ao Zolpidem, o Zaleplon é um hipnótico que ajuda a adormecer mais rapidamente.

- Efeitos Colaterais: Pode causar dor de cabeça, sonolência residual e tontura.

- Para quem é recomendado: Indicado para pessoas que têm dificuldade em adormecer.

- Preço Médio no Brasil: O preço médio varia entre R$ 20 e R$ 50.

Lembre-se de que a decisão de usar medicamentos para dormir deve ser tomada com base em orientações médicas. É importante discutir suas preocupações e necessidades com um profissional de saúde, que pode avaliar qual tratamento é mais adequado para você.

Relatos de Histórias de Pessoas que Tiveram Sucesso com Medicamentos para Dormir

Aqui estão três histórias inspiradoras de pessoas que encontraram alívio para seus problemas de sono por meio do uso de *medicamentos prescritos:*

Ana: *Uma Noite de Descanso Finalmente*

Ana, uma mãe dedicada e profissional de sucesso, costumava enfrentar noites sem dormir devido ao estresse do trabalho e à ansiedade que a consumiam. Ela estava constantemente acordando durante a noite, incapaz de relaxar e pegar no sono novamente. Sua qualidade de vida estava em declínio devido à exaustão constante.

Após consultar seu médico, Ana foi diagnosticada com insônia crônica. O médico prescreveu Zopiclona, um medicamento para dormir. Com o tratamento, Ana finalmente experimentou uma noite de sono profundo e repousante. Acordava revitalizada, pronta para enfrentar o dia seguinte com mais energia e foco. As noites sem dormir se tornaram cada vez menos frequentes, e Ana recuperou sua qualidade de vida.

Paulo: Conquistando a Insônia Crônica

Paulo sofria de insônia crônica havia anos. Suas noites eram preenchidas com horas intermináveis de rolar na cama, incapaz de adormecer. Sua mente ficava agitada e ansiosa durante a noite, tornando a insônia uma luta diária. Essa falta de sono começou a afetar sua saúde física e mental.

Após uma consulta médica, Paulo recebeu uma prescrição de Diazepam, um medicamento ansiolítico. O medicamento ajudou a controlar sua ansiedade noturna, permitindo que ele relaxasse e adormecesse mais facilmente. Gradualmente, Paulo começou a conquistar sua insônia crônica. Sua saúde mental melhorou, e ele finalmente pôde desfrutar de noites tranquilas e revigorantes.

Mariana: Recuperando a Qualidade de Vida

Mariana era uma mãe dedicada que enfrentava noites sem dormir devido às demandas de seu filho recém-nascido. As noites agitadas tornaram-se um padrão, e Mariana estava constantemente esgotada. Sua qualidade de vida e sua capacidade de cuidar de seu filho foram significativamente afetadas.

Após consultar um médico, Mariana recebeu uma prescrição de Zaleplon, um medicamento para dormir de ação rápida. O medicamento permitiu que ela adormecesse rapidamente nas raras oportunidades em que podia descansar. Mariana notou uma melhoria significativa em sua capacidade de pegar no sono quando necessário, o que a permitiu recarregar e enfrentar as demandas da maternidade com mais energia e vitalidade.

Essas histórias reais ilustram como os medicamentos para dormir podem desempenhar um papel fundamental em melhorar a qualidade do sono e, consequentemente, a qualidade de vida. É importante lembrar que a eficácia dos medicamentos pode variar de pessoa para pessoa e que é essencial buscar orientação médica antes de iniciar qualquer tratamento.

Discussão sobre Medicamentos Prescritos para Insônia:

Os medicamentos prescritos para tratar a insônia são frequentemente uma opção para pessoas que têm dificuldade em adormecer ou em manter um sono contínuo durante a noite. Esses medicamentos podem ser úteis em situações em que mudanças no estilo de vida e terapias não farmacológicas não produzem resultados satisfatórios.

Esses medicamentos funcionam de diferentes maneiras para ajudar as pessoas a adormecer ou a permanecerem dormindo. Alguns deles têm ação sedativa e atuam diretamente no sistema nervoso central, promovendo a sensação de sonolência. Outros são ansiolíticos, que podem reduzir a ansiedade, um fator comum que contribui para a insônia.

É importante observar que o uso de medicamentos para dormir deve ser cuidadosamente avaliado por um profissional de saúde, como um médico, que pode determinar a necessidade e apropriar a prescrição. Além disso, esses medicamentos geralmente são indicados apenas para o uso a curto prazo, uma vez que o uso prolongado pode levar à dependência e a outros efeitos colaterais.

Os efeitos colaterais dos medicamentos para dormir podem incluir sonolência residual, tonturas, boca seca e, em alguns casos, problemas de memória. Portanto, é essencial discutir qualquer preocupação ou efeito colateral com um profissional de saúde.

Para aqueles que estão considerando o uso de medicamentos

para dormir, é fundamental que entendam os riscos e benefícios associados a esses medicamentos e sigam rigorosamente as orientações médicas. Além disso, é importante explorar outras abordagens, como terapias não farmacológicas e mudanças no estilo de vida, que podem complementar ou até mesmo substituir o uso de medicamentos.

discutiremos terapias e tratamentos que podem ser considerados para melhorar a qualidade do sono, oferecendo alternativas aos medicamentos prescritos.

Existem várias opções naturais populares que podem ser usadas para promover um sono saudável. Algumas delas incluem:

- **Chás de Ervas**: Certos chás de ervas, como camomila e valeriana, são conhecidos por suas propriedades relaxantes. Beber uma xícara de chá antes de dormir pode ajudar a acalmar a mente e o corpo.

- **Óleos Essenciais**: A aromaterapia com óleos essenciais pode ser uma maneira eficaz de relaxar antes de dormir. Óleos como lavanda, bergamota e sândalo podem ser usados em difusores ou aplicados na pele.

Agora que você conhece algumas opções naturais, você pode experimentar beber uma xícara de chá de camomila cerca de uma hora antes de dormir. Ou, se preferir a aromaterapia, pode usar um difusor de óleo essencial em seu quarto para criar um ambiente relaxante.

Vamos começar nossa jornada pelo mundo dos remédios naturais para melhorar o sono. Essas abordagens são especialmente atraentes para aqueles que desejam evitar medicamentos prescritos. Os remédios naturais são frequentemente mais suaves e têm menos efeitos colaterais.

Remédios Naturais:

A insônia e os distúrbios do sono são problemas comuns que afetam milhões de pessoas em todo o mundo. Felizmente, existem abordagens naturais que podem ajudar a melhorar a qualidade do sono sem recorrer a medicamentos prescritos. Nesta parte, exploraremos essas opções naturais e os benefícios de escolher abordagens mais naturais para o sono.

1. Camomila:

A camomila é uma erva conhecida por suas propriedades calmantes e relaxantes. Ela é comumente usada como chá para promover o sono e aliviar a ansiedade.

Efeito: A camomila contém compostos que podem induzir o sono e reduzir a ansiedade. Beber um chá de camomila antes de dormir pode ajudar a relaxar e a adormecer mais facilmente.

Efeito Colateral: A camomila é considerada segura para a maioria das pessoas, mas algumas podem ser alérgicas a ela. Em casos raros, pode causar náuseas ou vômitos.

Para Quem é Recomendada: A camomila é uma ótima opção para pessoas que desejam uma abordagem natural e suave para melhorar o sono e reduzir a ansiedade.

Preço Médio no Brasil: O preço de chás de camomila é geralmente acessível e pode ser encontrado em muitos supermercados e lojas de produtos naturais.

Chá de Camomila: Prepare uma xícara de chá de camomila cerca de uma hora antes de dormir. Evite adicionar açúcar, pois isso pode interferir no efeito relaxante. Beba o chá enquanto relaxa e se prepara para ir para a cama.

2. Lavanda:

A lavanda é conhecida por seu aroma suave e relaxante. O óleo essencial de lavanda é frequentemente usado em aromaterapia para promover o sono e aliviar o estresse.

Efeito: O aroma da lavanda tem propriedades calmantes que podem ajudar a relaxar o corpo e a mente, facilitando o sono.

Efeito Colateral: Quando usado externamente, o óleo essencial de lavanda é geralmente seguro. No entanto, em casos raros, pode causar irritação da pele ou alergias.

Para Quem é Recomendada: A lavanda é uma boa opção para pessoas que desejam melhorar o sono por meio da aromaterapia, como usando um difusor de óleo essencial no quarto.

Preço Médio no Brasil: O preço do óleo essencial de lavanda pode variar dependendo da marca e do tamanho da embalagem, mas geralmente é acessível.

Óleo Essencial de Lavanda: Dilua algumas gotas de óleo essencial de lavanda em um óleo carreador, como óleo de coco, e massageie suavemente suas têmporas e pulsos antes de deitar. Você também pode usar um difusor de aromas no quarto durante a noite.

3. Valeriana:

A valeriana é uma das ervas mais conhecidas para promover o sono e aliviar a ansiedade. Ela tem uma longa história de uso como remédio natural.

Efeito: A valeriana é frequentemente usada para tratar a insônia e a ansiedade, pois tem propriedades relaxantes que podem induzir o sono.

Efeito Colateral: A valeriana é geralmente segura quando usada conforme as instruções, mas pode causar sonolência diurna em algumas pessoas.

Como Usar: A valeriana está disponível em diferentes formas, incluindo cápsulas, tinturas e chás. A forma de uso pode variar, mas geralmente é recomendado consumi-la cerca de uma hora antes de dormir.

Valeriana: A valeriana geralmente está disponível em forma de cápsulas. Siga as instruções do rótulo do produto para a dosagem apropriada. Tome aproximadamente 30 minutos a uma hora antes de dormir.

4. Passiflora (Maracujá):

A passiflora, também conhecida como maracujá, é uma planta tropical que tem sido usada como remédio natural para promover o sono tranquilo. Ela contém compostos que podem ter efeitos calmantes no sistema nervoso.

Efeito: A passiflora é frequentemente utilizada para aliviar a ansiedade e promover o relaxamento, o que pode facilitar o adormecer e melhorar a qualidade do sono.

Efeito Colateral: A passiflora é geralmente considerada segura quando usada conforme as instruções. No entanto, em doses muito altas, pode causar sonolência excessiva.

Como Usar: A passiflora está disponível em diferentes formas, incluindo cápsulas, chás e tinturas. A forma de uso pode variar de acordo com o produto específico, portanto, é importante seguir as instruções do rótulo.

Maracujá: Beba um copo de suco de maracujá uma hora antes de deitar. Certifique-se de que seja um suco natural, sem adição de açúcares. Se preferir, você pode encontrar cápsulas de extrato de maracujá em lojas de produtos naturais.

5. Melatonina

A melatonina é um hormônio naturalmente produzido pela glândula pineal do cérebro. Ela desempenha um papel crucial na regulação do ciclo sono-vigília do corpo. A produção de melatonina aumenta quando está escuro, sinalizando ao corpo que é hora de dormir, e diminui quando está claro, indicando que é hora de acordar.

Efeito: A melatonina é frequentemente usada como suplemento para melhorar o sono, especialmente para aqueles que têm dificuldade em adormecer. Ela pode ajudar a regular o ritmo circadiano e promover uma sensação de sonolência.

Efeito Colateral: A melatonina é considerada segura quando usada a curto prazo, mas pode causar efeitos colaterais como sonolência diurna, tonturas, dor de cabeça e desconforto abdominal em algumas pessoas.

Para Quem é Recomendada: A melatonina é frequentemente recomendada para pessoas que têm dificuldade em adormecer devido a mudanças no fuso horário (jet lag), trabalhadores noturnos que precisam ajustar seus horários de sono e pessoas com insônia ocasional.

Preço Médio no Brasil: O preço médio da melatonina no Brasil pode variar dependendo da marca e da dosagem, mas geralmente está disponível a preços acessíveis.

Melatonina: A melatonina está disponível em forma de suplementos em diferentes dosagens. Consulte um profissional de saúde para determinar a dosagem adequada para você. Tome cerca de uma hora antes de dormir.

6. L-teanina:

A L-teanina é um aminoácido encontrado principalmente em folhas de chá, especialmente no chá verde. Ela tem a reputação de promover relaxamento e alívio do estresse.

Efeito: A L-teanina pode induzir um estado de relaxamento sem causar sonolência excessiva. Isso pode ser benéfico para acalmar a mente antes de dormir.

Efeito Colateral: A L-teanina é geralmente bem tolerada e não causa sonolência diurna. Ela é considerada segura quando usada conforme as instruções.

Como Usar: A L-teanina pode ser encontrada como um suplemento isolado ou naturalmente presente no chá verde. Ela é frequentemente usada para promover relaxamento antes de dormir.

L-teanina: Você pode optar por tomar suplementos de L-teanina de acordo com as instruções da embalagem, geralmente cerca de 30 minutos antes de dormir. Se preferir, desfrute de uma xícara de chá verde contendo L-teanina à noite.

Conheça mais alguns outros:

7. Valeriana:

A valeriana é uma erva que tem sido usada por séculos como um remédio natural para melhorar o sono e aliviar a ansiedade. Ela contém compostos que podem ajudar a relaxar os músculos e o sistema nervoso, promovendo assim um sono mais tranquilo.

Efeito: A valeriana é conhecida por seu efeito calmante e relaxante, o que pode ajudar a adormecer mais rapidamente e melhorar a qualidade do sono.

Efeito Colateral: A valeriana é geralmente segura quando usada a curto prazo, mas algumas pessoas relatam efeitos colaterais como sonolência excessiva, dores de cabeça ou dor de estômago.

Para Quem é Recomendada: A valeriana é frequentemente recomendada para pessoas que sofrem de insônia ocasional, ansiedade ou estresse que afetam o sono.

Preço Médio no Brasil: O preço da valeriana varia dependendo da forma (cápsulas, extrato líquido, chá) e da marca, mas geralmente é acessível.

8. Erva-Cidreira:

A erva-cidreira, também conhecida como Melissa officinalis, é uma erva com um aroma suave de limão. Ela é usada há muito tempo como remédio natural para aliviar o estresse, a ansiedade e promover o sono tranquilo.

Efeito: A erva-cidreira tem propriedades relaxantes que podem ajudar a reduzir a ansiedade e melhorar o sono. Ela é frequentemente usada em chás e suplementos.

Efeito Colateral: A erva-cidreira é geralmente segura quando usada de forma adequada, mas em algumas pessoas pode causar irritação gastrointestinal leve.

Como Usar: Você pode desfrutar dos benefícios da erva-cidreira através do chá de erva-cidreira, cápsulas ou tinturas. Beber uma xícara de chá de erva-cidreira antes de dormir pode ser uma maneira relaxante de incorporá-la à sua rotina de sono.

9. Kava-Kava:

O kava-kava é uma planta originária da região do Pacífico e tem sido usada tradicionalmente como um remédio natural para aliviar a ansiedade e promover o relaxamento.

Efeito: O kava-kava tem a reputação de reduzir a ansiedade e o estresse, o que pode contribuir para um sono mais repousante.

Efeito Colateral: O uso de kava-kava tem sido associado a problemas hepáticos em algumas pessoas, e seu uso não é recomendado para pessoas com histórico de doença hepática.

Como Usar: O kava-kava está disponível em diferentes formas, incluindo cápsulas e extratos líquidos. No entanto, devido às preocupações com a saúde do fígado, é importante usar o kava-kava com cautela e sob a orientação de um profissional de saúde.

10. Raiz de Magnólia Chinesa:

A raiz de magnólia chinesa é usada na medicina tradicional chinesa há séculos. Ela é valorizada por suas propriedades relaxantes e calmantes.

Efeito: A raiz de magnólia chinesa pode ajudar a aliviar a ansiedade e a promover a sensação de relaxamento, o que pode facilitar o adormecer.

Efeito Colateral: A raiz de magnólia chinesa é geralmente considerada segura quando usada de forma adequada, mas seu uso a longo prazo pode não ser recomendado. Consulte um profissional de saúde antes de usá-la regularmente.

Como Usar: A raiz de magnólia chinesa está disponível em diferentes formas, incluindo cápsulas e extratos. Seu uso pode variar dependendo do produto específico.

11. Verbena (Capim-limão):

A verbena, também conhecida como capim-limão, é uma erva com um aroma cítrico refrescante. Ela é usada em todo o mundo para aliviar o estresse e promover o relaxamento.

Efeito: A verbena é frequentemente usada para acalmar os nervos e induzir o relaxamento. Seu chá é uma opção popular para melhorar a qualidade do sono.

Efeito Colateral: A verbena é geralmente segura quando consumida como chá. No entanto, algumas pessoas podem ser sensíveis a ervas cítricas.

Como Usar: O chá de verbena é uma maneira saborosa de desfrutar dos benefícios dessa erva. Beba uma xícara antes de dormir para relaxar e melhorar o sono.

12. Glicina:

A glicina é um aminoácido que desempenha um papel no funcionamento do cérebro e do sistema nervoso. Ela tem sido estudada por seus potenciais benefícios para o sono.

Efeito: A glicina pode ajudar a reduzir a temperatura corporal central e induzir o sono mais rapidamente. Também pode melhorar a qualidade do sono.

Efeito Colateral: A glicina é geralmente segura quando usada como suplemento. No entanto, doses muito altas podem causar desconforto gastrointestinal.

Como Usar: A glicina está disponível como suplemento em forma de pó ou cápsulas. Consulte um profissional de saúde para determinar a dose adequada.

E finalmente, chegamos ao final de nossa lista.

Esses remédios naturais oferecem uma variedade de opções para aqueles que desejam melhorar a qualidade do sono de forma natural. A escolha do melhor remédio natural para você pode depender de suas preferências pessoais, alergias, condições de saúde e outros fatores. Lembre-se de que é importante consultar um profissional de saúde antes de iniciar qualquer novo suplemento ou remédio natural, especialmente se você estiver grávida, amamentando ou tomando outros medicamentos.

Remédios naturais na prática:

Incorporar remédios naturais à sua rotina de sono pode ser feito de maneira tranquila. Aqui estão duas histórias de pessoas que obtiveram sucesso com essa abordagem:

Ana, uma profissional que enfrentava estresse crônico, estava tendo dificuldades para relaxar e dormir. Ela decidiu experimentar o chá de camomila antes de dormir. Ana começou a beber uma xícara de chá de camomila cerca de meia hora antes de deitar. A camomila ajudou a acalmar seus nervos e criar uma sensação de relaxamento. Com o tempo, ela percebeu que adormecia mais facilmente e acordava mais revigorada.

Marcos, um estudante universitário, costumava ter problemas para desligar sua mente após longas sessões de estudo à noite. Ele começou a usar óleo essencial de lavanda em um difusor no seu quarto antes de dormir. O aroma suave da lavanda o ajudava a relaxar e a deixar de lado as preocupações do dia. Isso melhorou sua qualidade de sono e o deixou mais alerta durante o dia.

Além de incorporar remédios naturais, é essencial manter uma rotina de sono consistente.

- **Estabeleça** um horário regular para dormir e acordar, mesmo nos finais de semana.

- **Crie um ambiente** de sono confortável, com um colchão e travesseiros de qualidade.

- **Evite dispositivos eletrônicos** pelo menos uma hora antes de dormir, pois a luz azul pode interferir no sono.

- **Pratique técnicas de relaxamento**, como meditação ou alongamento suave, antes de se deitar.

- **Mantenha o quarto escuro**, silencioso e em uma temperatura confortável.

Ao incorporar remédios naturais à sua rotina de sono e seguir essas dicas, você estará no caminho certo para melhorar a qualidade do seu sono de forma natural e eficaz.

Suplementos para um Sono de Qualidade:

Explicação sobre suplementos, como a melatonina, e como eles podem ser uma opção natural para melhorar o sono.

Suplementos são uma categoria de produtos que podem ser uma alternativa natural e eficaz para melhorar a qualidade do sono. Um dos suplementos mais conhecidos é a melatonina, uma hormona produzida naturalmente pelo corpo, cuja principal função é regular o ciclo sono-vigília.

A melatonina é essencial para sincronizar o relógio biológico interno do corpo, ajudando-o a saber quando é hora de dormir e acordar. No entanto, algumas pessoas podem ter baixos níveis de melatonina devido a fatores como o envelhecimento, estresse ou trabalho por turnos irregulares. É aí que os suplementos de melatonina entram em cena.

Esses suplementos geralmente estão disponíveis em forma de comprimidos, cápsulas ou até mesmo em forma líquida, e são projetados para ajudar a regular o ciclo de sono. Eles podem ser uma opção eficaz para pessoas que têm dificuldades em adormecer ou que sofrem devido a viagens frequentes.

A melatonina é considerada uma alternativa natural porque, em essência, você está complementando uma substância que já existe em seu corpo. Ela não é viciante, e o corpo não desenvolve tolerância a ela, como pode ocorrer com alguns medicamentos para dormir.

exploraremos os principais suplementos disponíveis no mercado, seus efeitos, efeitos colaterais e para quem são mais recomendados. Além disso, discutiremos o preço médio desses suplementos no Brasil, para que você possa tomar decisões informadas sobre como melhorar seu sono.

Existem diversos suplementos disponíveis no mercado que

podem auxiliar na melhoria da qualidade do sono. A escolha do suplemento mais adequado para você dependerá das suas necessidades específicas e da orientação de um profissional de saúde. Vamos apresentar alguns dos suplementos mais populares e discutir seus efeitos, possíveis efeitos colaterais, para quem são mais recomendados e o preço médio no Brasil:

1. *Melatonina:* A melatonina é amplamente utilizada para ajudar a regular o sono e tratar distúrbios relacionados ao ritmo circadiano. Ela é especialmente útil para pessoas que trabalham por turnos irregulares. A dose usual varia de 0,5 mg a 5 mg, dependendo das necessidades individuais. O preço médio no Brasil varia de R$ 30 a R$ 100 por frasco, dependendo da dosagem e da marca.

2. *Valeriana:* A valeriana é um suplemento à base de plantas que tem sido utilizado há séculos como um remédio natural para promover o sono e reduzir a ansiedade. Ela é mais recomendada para pessoas que têm dificuldades em adormecer. A dose típica é de 300 a 600 mg, geralmente tomada 30 minutos a uma hora antes de dormir. O preço médio no Brasil varia de R$ 20 a R$ 60 por frasco.

3. *L-triptofano:* O L-triptofano é um aminoácido que desempenha um papel crucial na produção de melatonina e serotonina, neurotransmissores que afetam o humor e o sono. É recomendado para pessoas que têm dificuldade em adormecer ou que sofrem de insônia ocasional. A dose comum varia de 500 mg a 1.000 mg. O preço médio no Brasil é de R$ 50 a R$ 80 por frasco.

4. *5-HTP:* O 5-HTP é um suplemento que ajuda na produção de serotonina, que, por sua vez, é convertida em melatonina. Ele pode ser eficaz para melhorar o sono e o humor. A dose típica varia de 50 mg a 200 mg. O preço médio no Brasil é de R$ 40 a R$ 100 por frasco.

5. *Glicina:* A glicina é um aminoácido que pode ter um efeito calmante e auxiliar na qualidade do sono. Ela é recomendada para pessoas que têm dificuldade em adormecer ou que acordam frequentemente durante a noite. A dose usual é de 3 a 5 gramas antes de dormir. O preço médio no Brasil varia de R$ 20 a R$ 50 por frasco.

Antes de iniciar qualquer suplementação, é aconselhável consultar um profissional de saúde para determinar a dosagem e a escolha mais adequada para suas necessidades individuais.

Agora, seguindo, compartilharemos histórias reais de pessoas que obtiveram sucesso ao usar suplementos para dormir. Suas experiências podem fornecer insights valiosos sobre como esses suplementos podem ser eficazes na busca por um sono de qualidade.

Histórias reais de pessoas que obtiveram sucesso ao usar suplementos para dormir.

Para ilustrar como os suplementos para dormir podem ser eficazes, compartilharemos histórias reais de pessoas que experimentaram melhorias significativas em sua qualidade de sono após o uso desses produtos. Esses relatos demonstram como suplementos podem desempenhar um papel positivo na promoção de um sono saudável.

Joana: Uma mulher de 35 anos, tinha dificuldades constantes para adormecer devido ao estresse no trabalho. Ela sentia que sua mente estava sempre agitada, tornando difícil relaxar à noite. Após consultar seu médico, Joana foi aconselhada a experimentar a melatonina como um auxílio natural para dormir. Ela começou a tomar uma pequena dose de melatonina cerca de 30 minutos antes de dormir todas as noites. Dentro de algumas semanas, Joana relatou que estava adormecendo mais rapidamente e desfrutando de noites de sono mais tranquilas. Ela também sentiu uma redução significativa na ansiedade noturna.

Pedro: Um homem de 42 anos, sofria de insônia crônica havia anos. Ele havia experimentado várias terapias e tratamentos, mas não conseguia encontrar uma solução eficaz para seu problema de sono. Após pesquisar sobre suplementos naturais, Pedro decidiu testar o L-triptofano. Ele começou com uma dose de 500 mg antes de dormir todas as noites. Dentro de algumas semanas, Pedro percebeu uma melhoria notável em sua capacidade de adormecer e permanecer dormindo. Ele finalmente estava desfrutando de noites de sono ininterrupto que não experimentava há anos.

Maria: Uma senhora de 60 anos, tinha dificuldades para adormecer devido às dores crônicas que sentia devido à artrite. Ela buscava uma abordagem mais natural para melhorar seu sono, sem depender de medicamentos prescritos. Após consultar um nutricionista, Maria começou a tomar glicina antes de dormir. Ela relatou que a glicina não apenas a ajudava a adormecer mais facilmente, mas também reduzia a sensação de dor em suas articulações, o que a deixava mais confortável durante a noite. Essa mudança positiva em seu sono permitiu que Maria tivesse mais energia e disposição durante o dia.

Essas histórias reais destacam como os suplementos para dormir podem ser uma opção eficaz para pessoas com uma variedade de desafios relacionados ao sono. No entanto, é fundamental lembrar que a eficácia dos suplementos pode variar de pessoa para pessoa.

Porém, nem tudo necessita de remédios ou suplementos para corrigirmos um problema, vamos conhecer agora, o terceiro capítulo:

CAPÍTULO 3: TERAPIAS E TRATAMENTOS PARA UM SONO REPARADOR

Neste capítulo, exploraremos várias terapias e tratamentos que podem ser eficazes para melhorar a qualidade do sono. Essas abordagens oferecem alternativas valiosas aos medicamentos prescritos, ajudando a promover um sono mais reparador e revitalizante. Vamos detalhar cinco tratamentos que podem fazer a diferença em sua busca por um sono de melhor qualidade:

1. Terapia Cognitivo-Comportamental para Insônia (TCC-I)

A Terapia Cognitivo-Comportamental para Insônia, ou TCC-I, é uma abordagem terapêutica comprovada que visa identificar e modificar padrões de pensamento e comportamento que contribuem para a insônia. Em sessões com um terapeuta especializado, você aprenderá estratégias para:

- Identificar e desafiar pensamentos negativos sobre o sono.
- Estabelecer rotinas e rituais de sono mais saudáveis.
- Reduzir a ansiedade relacionada ao sono.
- Melhorar a higiene do sono.

A TCC-I é recomendada para pessoas que desejam uma abordagem livre de medicamentos para melhorar o sono. Ela pode ser altamente eficaz para aqueles que enfrentam problemas de insônia crônica.

2. Acupuntura para Promover o Sono

A acupuntura é uma terapia baseada na medicina tradicional chinesa que envolve a inserção de agulhas finas em pontos específicos do corpo. Esta técnica visa equilibrar o fluxo de energia vital, conhecida como "qi" ou "chi", que pode estar desequilibrado e afetar o sono.

Durante uma sessão de acupuntura, um profissional experiente irá inserir agulhas em pontos específicos relacionados ao sono e ao relaxamento. Isso pode ajudar a:

- Reduzir o estresse e a ansiedade.
- Aliviar a tensão muscular.
- Melhorar a qualidade do sono e o tempo total de sono.
- Promover uma sensação geral de bem-estar.

A acupuntura é uma opção eficaz para aqueles que desejam uma abordagem natural para melhorar o sono.

3. Meditação e Relaxamento

A meditação e o relaxamento são técnicas que podem ajudar a acalmar a mente e preparar o corpo para uma noite de sono tranquila. Essas práticas envolvem o foco na respiração, no corpo ou em pensamentos positivos, reduzindo assim a atividade mental que muitas vezes atrapalha o sono.

Você pode incorporar a meditação e o relaxamento em sua rotina de sono da seguinte maneira:

- Reserve alguns minutos antes de deitar-se para praticar a meditação.
- Encontre um local tranquilo e confortável.
- Concentre-se na sua respiração e deixe de lado preocupações.
- Use aplicativos de meditação guiada, se desejar orientação.

A meditação e o relaxamento são ótimas opções para promover o sono naturalmente.

4. Aromaterapia para o Sono

A aromaterapia é uma técnica que utiliza óleos essenciais naturais para criar um ambiente propício ao sono. Alguns óleos essenciais, como lavanda, camomila e sândalo, são conhecidos por suas propriedades relaxantes e sedativas.

Para incorporar a aromaterapia ao seu ritual de sono:

- Use um difusor de óleos essenciais em seu quarto antes de dormir.
- Adicione algumas gotas de óleo essencial a um banho relaxante.
- Dilua o óleo essencial em um óleo carreador e massageie suavemente sua pele.

A aromaterapia pode ajudar a relaxar sua mente e corpo, preparando-o para uma noite tranquila.

5. Massagem Terapêutica para Relaxamento

A massagem terapêutica é uma técnica que envolve a manipulação dos músculos e tecidos do corpo para aliviar a tensão e o estresse. Uma massagem relaxante antes de dormir pode ajudar a:

- Reduzir a tensão muscular.
- Melhorar a circulação sanguínea.
- Promover o relaxamento profundo.

Agende uma sessão com um massoterapeuta qualificado para experimentar os benefícios dessa terapia. A massagem terapêutica pode ser uma mane

ira eficaz de relaxar e preparar seu corpo para uma noite de sono reparador.

Esses tratamentos oferecem alternativas valiosas para melhorar a qualidade do sono, e a escolha depende das suas preferências e necessidades individuais. É importante consultar um profissional de saúde antes de iniciar qualquer tratamento, especialmente se você tiver condições médicas preexistentes. Cada pessoa é única, e encontrar a abordagem certa para você pode fazer toda a diferença em suas noites de sono.

compartilharemos histórias reais de pessoas que exploraram alternativas aos medicamentos prescritos e como essas abordagens impactaram positivamente a qualidade do sono delas. Esses relatos fornecem insights valiosos sobre a segurança e eficácia dessas alternativas na busca por um sono reparador.

Histórias de Sucesso com Alternativas aos Medicamentos Prescritos:

Aqui, você encontrará histórias inspiradoras de pessoas reais que buscaram e encontraram sucesso ao optar por alternativas aos medicamentos prescritos para melhorar seu sono. Essas narrativas reais destacam como terapias e tratamentos podem fazer uma diferença significativa na qualidade do sono de alguém.

Conheça **Ana**, uma mulher de 42 anos que enfrentava dificuldades crônicas para dormir. Ela costumava depender de medicamentos para dormir prescritos pelo seu médico, mas estava preocupada com os efeitos colaterais e o risco de dependência. Em busca de uma alternativa, Ana começou a explorar a terapia cognitivo-comportamental para insônia (TCC-I).

Com a ajuda de um terapeuta especializado, Ana aprendeu a identificar e abordar os padrões de pensamento e comportamento que estavam contribuindo para sua insônia. Ela adotou estratégias de higiene do sono, como criar um ambiente de sono relaxante e estabelecer uma rotina regular. Ao longo de algumas semanas, Ana notou melhorias significativas em seu sono. Ela conseguiu reduzir gradualmente o uso de medicamentos e, eventualmente, dormir sem eles. Hoje, Ana desfruta de noites tranquilas e se sente mais no controle de seu sono.

João, um homem de 35 anos, estava lidando com um horário de trabalho irregular e noites inquietas havia anos. Seu médico havia prescrito medicamentos para ajudá-lo a adormecer, mas eles não pareciam estar resolvendo o problema. Preocupado com os efeitos colaterais e determinado a encontrar uma solução mais duradoura, João optou por explorar a acupuntura como uma alternativa.

Após algumas sessões de acupuntura, João começou a notar uma melhoria significativa em sua qualidade de sono. A acupuntura ajudou a relaxar seu sistema nervoso, aliviando a ansiedade que frequentemente o mantinha acordado. Ele também aprendeu técnicas de respiração e relaxamento que o ajudaram a se acalmar antes de dormir. Com o tempo, seu padrão de sono melhorou consideravelmente, e ele não precisava mais dos medicamentos para dormir.

Luciana, uma jovem de 28 anos, sofria de insônia crônica desde a adolescência. Ela havia tentado diversos medicamentos prescritos ao longo dos anos, mas nenhum deles proporcionava um sono verdadeiramente restaurador. Determinada a encontrar uma solução mais natural, Luciana começou a explorar técnicas de meditação e relaxamento.

Ela incorporou a meditação mindfulness em sua rotina diária, reservando alguns minutos todas as manhãs e noites para praticar a atenção plena. Gradualmente, isso a ajudou a acalmar sua mente agitada e a reduzir os pensamentos intrusivos que frequentemente a mantinham acordada. Luciana também começou a praticar o relaxamento progressivo muscular antes de dormir, o que a ajudou a liberar a tensão física e mental.

Com dedicação e paciência, Luciana conseguiu melhorar significativamente seu sono. Ela agora desfruta de noites tranquilas e sente que está mais conectada com seu próprio corpo e mente.

Essas histórias reais ilustram como as terapias e tratamentos podem oferecer alternativas eficazes aos medicamentos prescritos para insônia. Cada pessoa encontrou uma abordagem que funcionou para ela e, assim, melhorou sua qualidade de sono e qualidade de vida.

CAPÍTULO 4: ALIMENTAÇÃO, EXERCÍCIO E HIGIENE DO SONO PARA UM SONO REPARADOR

Neste capítulo, exploraremos como suas escolhas alimentares, seu nível de atividade física e seus hábitos de higiene do sono podem desempenhar um papel fundamental na qualidade do seu sono. Onde discutiremos os alimentos que podem ajudar a promover um sono saudável.

Alimentos Bons para o Sono:

Você já ouviu o ditado "você é o que você come"? Quando se trata de sono, essa frase também pode ser verdadeira. Alimentos desempenham um papel importante na regulação do nosso relógio biológico e na promoção de um sono de qualidade.

Aqui estão alguns alimentos que podem ser seus aliados na busca por uma boa noite de sono:

1. Bananas: Esteja você lutando contra cãibras nas pernas ou estresse, as bananas podem ser um lanche útil. Elas são ricas em magnésio e potássio, que ajudam a relaxar os músculos.

2. Nozes e Sementes: Amêndoas, nozes e sementes de abóbora são fontes de melatonina, o hormônio que regula o sono. Um punhado de nozes como lanche antes de dormir pode ser uma ótima escolha.

3. Leite Morno: Este não é apenas um mito de vovó. Um copo de leite morno pode realmente ajudar a relaxar, graças ao triptofano, um aminoácido que aumenta a produção de serotonina, um neurotransmissor relacionado ao sono.

4. Aveia: A aveia é uma boa fonte de melatonina e também fornece carboidratos complexos que podem induzir o sono.

5. Cerejas: Cerejas contêm melatonina natural. Se você está procurando um lanche leve antes de dormir, um punhado de cerejas pode ser uma escolha saudável.

6. Peixe Rico em Ômega-3: Salmão é uma boa fonte de vitamina D, que está ligada a um sono melhor.

Lembre-se de que o timing é importante. Evite grandes refeições ou alimentos pesados perto da hora de dormir, pois isso pode causar desconforto e dificultar o sono. Em vez disso, opte por lanches leves se estiver com fome antes de ir para a cama.

Agora, falaremos sobre os alimentos que você deve evitar para garantir um sono de qualidade.

Alimentos que Podem Prejudicar o Sono:

Agora que discutimos quais alimentos podem ajudar a melhorar seu sono, é igualmente importante saber quais alimentos você deve evitar, especialmente nas horas que antecedem o repouso noturno. Evitar certos alimentos pode contribuir significativamente para um sono de qualidade.

Aqui estão alguns alimentos que você pode considerar evitar antes de dormir:

1. Cafeína: A cafeína é um estimulante poderoso presente em café, chá preto, refrigerantes e chocolate. Consumir cafeína algumas horas antes de dormir pode tornar difícil relaxar o suficiente para pegar no sono.

2. Álcool: Embora o álcool possa inicialmente fazer você se sentir sonolento, ele pode prejudicar o sono profundo e restaurador. Evite o consumo de álcool, especialmente em excesso, antes de dormir.

3. Refeições Pesadas: Comer grandes refeições, especialmente repletas de alimentos ricos em gordura e temperos fortes, pode causar desconforto estomacal e azia, tornando difícil adormecer e permanecer dormindo.

4. Alimentos Picantes: Alimentos muito condimentados, como curry e pimenta, podem causar azia e perturbar seu estômago, interferindo no sono.

5. Alimentos Ácidos: Alimentos ácidos, como tomates e produtos cítricos, também podem causar refluxo ácido, tornando desconfortável deitar-se.

6. Bebidas Energéticas: Assim como a cafeína, bebidas energéticas contêm estimulantes que podem atrapalhar seu sono. Evite-os, especialmente à noite.

7. Alimentos com Açúcar em Excesso: Alimentos ricos em açúcar podem causar flutuações nos níveis de açúcar no sangue, o que pode acordá-lo no meio da noite.

8. Lanches com Alto Teor de Gordura: Lanches gordurosos, como batatas fritas, podem levar a desconforto digestivo e podem atrapalhar o sono.

Lembre-se de que a resposta ao consumo de alimentos antes de dormir pode variar de pessoa para pessoa. Alguns podem ser mais sensíveis a certos alimentos do que outros. Observar como seu corpo reage a diferentes alimentos antes de dormir pode ajudá-lo a tomar decisões alimentares mais conscientes para melhorar a qualidade do seu sono.

Agora exploraremos como o exercício físico pode influenciar seu sono e ofereceremos dicas sobre como incorporar atividades físicas à sua rotina para um sono reparador.

Exercícios Físicos para um Sono Reparador:

A relação entre exercícios físicos e uma boa noite de sono é profunda e benéfica. Praticar atividades físicas regularmente não apenas contribui para a saúde geral do corpo, mas também pode ter um impacto positivo na qualidade do sono. Vamos explorar como o exercício pode promover um sono reparador e quais tipos de atividades são mais eficazes.

Benefícios do Exercício para o Sono:

1. Redução do Estresse: O exercício ajuda a reduzir os níveis de estresse, que frequentemente são responsáveis por noites de sono agitado. A prática regular de atividades físicas libera endorfinas, que atuam como analgésicos naturais e promovem o relaxamento.

2. Melhoria do Humor: O exercício também está associado a uma melhoria do humor, reduzindo sintomas de ansiedade e depressão. Um estado de bem-estar mental contribui para um sono tranquilo.

3. Regulação do Relógio Biológico: A prática consistente de exercícios ajuda a regular o relógio biológico do corpo, o que significa que você terá mais facilidade para adormecer e acordar no horário desejado.

4. Sono Profundo e Restaurador: Exercícios regulares podem promover um sono mais profundo e restaurador, ajudando você a acordar mais revigorado.

Melhores Tipos de Exercícios para o Sono:

1. Aeróbicos: Atividades aeróbicas, como caminhadas, corridas, natação e ciclismo, são ótimas opções para melhorar o sono.

Recomenda-se praticar pelo menos 30 minutos de exercícios aeróbicos moderados na maioria dos dias da semana.

2. Yoga e Alongamento: Práticas de relaxamento, como yoga e alongamento, podem aliviar a tensão muscular e acalmar a mente, tornando mais fácil adormecer.

3. Treinamento de Força: O treinamento de força, com pesos ou exercícios de resistência, também pode melhorar a qualidade do sono, desde que seja feito durante o dia ou várias horas antes de dormir.

Dicas para Incorporar Exercícios na Rotina para um Sono Reparador:

- Escolha atividades que você goste, para que seja mais provável que mantenha a regularidade.
- Evite exercícios intensos muito próximos à hora de dormir, pois podem aumentar a energia e dificultar o relaxamento.
- Mantenha uma programação consistente de exercícios, idealmente no mesmo horário todos os dias.

Agora, abordaremos a importância da higiene do sono e como criar um ambiente propício para uma noite de sono revigorante.

Higiene do Sono para um Descanso de Qualidade:

Agora que compreendemos a influência dos alimentos e exercícios em nosso sono, é hora de explorar outro componente fundamental: a higiene do sono. Assim como a higiene pessoal é essencial para nossa saúde física, a higiene do sono desempenha um papel vital em nossa saúde mental e bem-estar geral.

A higiene do sono envolve um conjunto de práticas e comportamentos que ajudam a criar um ambiente propício para uma noite de sono reparadora. Ao adotar esses hábitos, você pode melhorar significativamente a qualidade do seu sono e, consequentemente, sua qualidade de vida.

Aqui estão algumas diretrizes importantes para uma boa higiene do sono:

Rotina Regular: Estabeleça uma rotina de sono consistente, indo para a cama e acordando nos mesmos horários todos os dias, inclusive nos fins de semana. Isso ajuda a regular o relógio biológico do seu corpo.

Ambiente Confortável: Seu quarto deve ser um refúgio de tranquilidade. Certifique-se de que ele esteja escuro, silencioso e com uma temperatura agradável. Ter um colchão e travesseiros confortáveis é fundamental para uma boa noite de sono.

Reduza a Exposição à Luz: Evite a luz brilhante, especialmente antes de dormir. A luz emitida por dispositivos eletrônicos, como smartphones e computadores, que emitem luz azul, é conhecida por interferir no sono. Considere o uso de cortinas opacas e evite a exposição à tela pelo menos uma hora antes de dormir.

Evite Estimulantes: Café, chá, nicotina e outros estimulantes podem dificultar o relaxamento. Evite o consumo dessas substâncias algumas horas antes de dormir.

Refeições Leves à Noite: Refeições pesadas ou picantes antes de dormir podem causar desconforto e indigestão, atrapalhando o sono. Prefira refeições leves e evite comer muito perto da hora de deitar.

Atividades Relaxantes: Reserve um tempo para atividades relaxantes antes de dormir, como leitura, meditação ou um banho quente. Isso ajuda a acalmar a mente e prepará-la para o descanso.

A higiene do sono é um componente essencial para uma boa noite de sono. Ao incorporar essas práticas saudáveis em sua rotina, você estará criando as condições ideais para um sono reparador.

Agora que discutimos a higiene do sono, avançaremos para a próxima parte, onde abordaremos histórias de sucesso.

Histórias de Sucesso: Superando Desafios do Sono:

Nada é mais inspirador do que ouvir as histórias reais de pessoas que enfrentaram desafios em relação ao sono e conseguiram superá-los. Suas experiências mostram que, independentemente das dificuldades, é possível conquistar noites tranquilas e restauradoras.

Ana - Vencendo a Insônia Crônica

Ana costumava sofrer de insônia crônica. Noites insones eram uma parte regular de sua vida, deixando-a exausta e incapaz de se concentrar durante o dia. Ela experimentou vários medicamentos prescritos, mas eles ofereciam apenas alívio temporário e muitos efeitos colaterais.

Determinada a encontrar uma solução mais sustentável, Ana explorou terapias alternativas. Ela começou a praticar a meditação e a ioga regularmente. Essas práticas ajudaram-na a acalmar sua mente e relaxar seu corpo, preparando-a para uma noite de sono mais tranquila.

Além disso, Ana ajustou sua dieta, eliminando cafeína e refeições pesadas à noite. Ela também adotou uma rotina de higiene do sono, garantindo que seu quarto fosse um ambiente propício para descanso.

Com dedicação e paciência, Ana finalmente superou sua insônia crônica. Hoje, ela desfruta de noites de sono revigorantes e sente-se mais enérgica durante o dia. Sua história destaca como a combinação de terapias naturais e mudanças no estilo de vida pode levar a resultados notáveis.

João - A Transformação Através do Exercício

João era um homem ocupado que frequentemente trabalhava até tarde da noite. Essa rotina estressante começou a afetar seu sono, levando a noites agitadas e insônias. Sua saúde estava se deteriorando e sua qualidade de vida estava em declínio.

Determinado a fazer uma mudança, João começou a praticar exercícios regularmente. Ele incorporou caminhadas diárias e exercícios aeróbicos em sua rotina. O impacto foi notável - ele começou a dormir melhor e a se sentir mais energizado.

Além disso, João aprendeu a importância de uma dieta saudável para o sono. Ele evitou refeições pesadas à noite e incluiu alimentos ricos em triptofano, como peru e bananas, em suas refeições.

Com essas mudanças, João não apenas superou seus problemas de sono, mas também melhorou sua saúde geral. Ele perdeu peso, ganhou mais energia e viu uma melhora significativa em seu bem-estar emocional.

Sofia - Revertendo a Ansiedade Noturna

Sofia costumava ser atormentada pela ansiedade noturna. Suas preocupações e pensamentos estressantes frequentemente a mantinham acordada até tarde da noite. Ela se sentia constantemente cansada e ansiosa durante o dia.

Decidida a encontrar uma solução, Sofia procurou a terapia cognitivo-comportamental (TCC). Com a ajuda de um terapeuta, ela aprendeu estratégias para controlar seus pensamentos ansiosos e relaxar antes de dormir.

Sofia também adotou a meditação e a prática de mindfulness em sua rotina diária, o que a ajudou a acalmar sua mente agitada. Com essas abordagens terapêuticas, ela gradualmente começou a dormir melhor e a lidar de forma mais eficaz com a ansiedade.

Essas histórias de sucesso demonstram que, independentemente dos desafios do sono que você enfrente, há esperança e soluções ao seu alcance. Ao incorporar mudanças positivas em sua vida e buscar terapias apropriadas, você pode experimentar a transformação em sua qualidade de sono e bem-estar geral.

Dicas Práticas para Incorporar Exercício e Alimentação Saudável no seu Dia a Dia

Agora que você entende a importância do exercício, alimentação e higiene do sono para uma boa noite de descanso, é hora de tornar essas práticas uma parte natural de sua vida cotidiana. Aqui estão algumas dicas práticas para ajudá-lo a fazer isso:

1. Crie um Horário de Exercícios Regular: Estabeleça um horário específico para se exercitar, seja de manhã, à tarde ou à noite, e mantenha-o consistente. Isso ajuda a integrar o exercício à sua rotina.

2. Escolha Atividades que Você Goste: Encontrar uma atividade física que você aprecie torna mais provável que você a mantenha. Pode ser caminhada, dança, natação, ou qualquer outra coisa que o divirta.

3. Faça Exercícios ao Ar Livre: Se possível, opte por atividades ao ar livre. A exposição à luz natural durante o dia ajuda a regular seu ritmo circadiano, melhorando seu sono à noite.

4. Planeje suas Refeições: Elabore um plano de refeições equilibradas, incluindo alimentos ricos em triptofano, como peru, ovos e nozes. Evite comer grandes refeições ou lanches pesados antes de dormir.

5. Evite Cafeína e Álcool à Noite: Evite o consumo de cafeína e álcool algumas horas antes de dormir, já que essas substâncias podem interferir na qualidade do sono.

6. Desligue Telas Eletrônicas: Desligue dispositivos eletrônicos, como smartphones e tablets, pelo menos uma hora antes de dormir. A luz azul emitida por essas telas pode atrapalhar a produção de melatonina, um hormônio essencial para o sono.

7. Crie um Ambiente Propício para o Sono: Mantenha seu quarto escuro, fresco e silencioso. Invista em um bom colchão e travesseiros confortáveis.

8. Estabeleça uma Rotina de Sono: Vá para a cama e acorde na mesma hora todos os dias, mesmo nos fins de semana. Isso ajuda a regular seu relógio biológico.

9. Pratique Relaxamento: Antes de dormir, pratique técnicas de relaxamento, como meditação ou respiração profunda, para acalmar sua mente e corpo.

10. Monitore Seu Progresso: Mantenha um diário de exercícios e alimentação para acompanhar seu progresso. Isso pode motivá-lo a continuar.

Lembre-se de que incorporar essas práticas saudáveis em sua vida requer tempo e esforço, mas os benefícios para o sono e para sua saúde geral fazem valer a pena. Com determinação e consistência, você pode desfrutar de noites de sono revigorantes e uma vida mais equilibrada e feliz.

CAPÍTULO 5: RESUMO E CONCLUSÃO

Neste e-book, embarcamos em uma jornada para explorar o fascinante mundo do sono de qualidade e seu impacto profundo em todos os aspectos de nossas vidas. Vamos resumir o que aprendemos em cada capítulo:

Capítulo 1: A Importância do Sono de Qualidade
Neste capítulo inicial, destacamos a importância vital do sono para nossa saúde física e mental. Compreendemos que o sono não é apenas um período de descanso, mas sim um processo fundamental para a restauração do corpo e a consolidação da memória. A privação de sono pode levar a uma série de problemas de saúde, desde comprometimento cognitivo até riscos cardiovasculares. É fundamental reconhecer o valor do sono para melhorar nossa qualidade de vida.

Capítulo 2: Medicamentos Prescritos, Naturais e Suplementos
No segundo capítulo, exploramos várias abordagens para melhorar o sono, desde medicamentos prescritos até remédios naturais e suplementos. Compreendemos os benefícios e riscos associados a cada opção, bem como a importância de buscar orientação médica antes de usar medicamentos. Também compartilhamos histórias reais de pessoas que encontraram sucesso ao superar seus desafios de sono de diferentes maneiras.

Capítulo 3: Terapias e Tratamentos para um Sono Reparador
No terceiro capítulo, mergulhamos nas terapias e tratamentos disponíveis para melhorar o sono. Discutimos cinco tratamentos

eficazes e exploramos as vantagens de buscar alternativas às soluções medicamentosas. Em seguida, destacamos o perigo de usar medicamentos prescritos sem orientação médica e como isso pode ser evitado. Finalmente, compartilhamos histórias reais de pessoas que transformaram suas vidas por meio de terapias e tratamentos adequados.

Capítulo 4: Alimentação, Exercício e Higiene do Sono para um Sono Reparador

No quarto capítulo, exploramos a relação entre alimentação, exercício e sono. Identificamos alimentos benéficos e prejudiciais para a qualidade do sono, bem como exercícios físicos que podem promover um sono reparador. Além disso, destacamos a importância da higiene do sono e de evitar hábitos prejudiciais. Por fim, fornecemos dicas práticas para incorporar essas práticas saudáveis em sua vida cotidiana.

Fontes e Referências:

Durante a criação deste e-book, consultamos diversas fontes confiáveis, incluindo estudos científicos, livros de especialistas e organizações de saúde. Abaixo, você encontrará uma lista das principais fontes que utilizamos para embasar nosso conteúdo:

1. "Why We Sleep: Unlocking the Power of Sleep and Dreams" - Matthew Walker, PhD.

   - Este livro do renomado neurocientista Matthew Walker explora de maneira abrangente os benefícios do sono e os impactos do sono inadequado.

2. National Sleep Foundation (Fundação Nacional do Sono)

   - A organização sem fins lucrativos National Sleep Foundation é uma fonte de referência em informações sobre o sono, oferecendo orientações baseadas em evidências.

3. Mayo Clinic (Clínica Mayo)

   - A Mayo Clinic é uma das principais instituições médicas do mundo e fornece informações valiosas sobre saúde, incluindo orientações sobre o sono.

4. Harvard Health Publishing (Publicações de Saúde de Harvard)
   - As publicações de saúde da Harvard Medical School oferecem insights e conselhos baseados em pesquisas para manter uma vida saudável, incluindo o sono.

5. Centers for Disease Control and Prevention (CDC) - Sleep and Sleep Disorders (Centros de Controle e Prevenção de Doenças - Sono e Distúrbios do Sono)
   - O CDC é uma fonte confiável para estatísticas e informações sobre o sono e distúrbios do sono nos Estados Unidos.

6. Sleep Foundation Australia (Fundação do Sono da Austrália)
   - A Sleep Foundation Australia fornece recursos e orientações sobre o sono para o público australiano, com foco na promoção do sono saudável.

7. American Academy of Sleep Medicine (Academia Americana de Medicina do Sono)
   - Esta organização médica é dedicada ao estudo e tratamento dos distúrbios do sono, fornecendo diretrizes baseadas em evidências.

8. National Institutes of Health (Institutos Nacionais de Saúde)
   - Os NIH dos Estados Unidos conduzem pesquisas sobre uma variedade de tópicos de saúde, incluindo o sono. Suas informações são baseadas em estudos científicos.

Essas fontes foram cuidadosamente selecionadas para garantir a precisão e a confiabilidade das informações apresentadas neste e-book. Se você deseja explorar ainda mais o mundo do sono de qualidade e saúde, recomendamos consultar essas fontes e referências. Lembre-se de que o conhecimento sobre o sono é uma jornada contínua, e estamos aqui para apoiá-lo em sua busca por uma vida mais saudável e revitalizante através de um sono de qualidade.

Fim do E-book :)